DU

CÉPHALOTRIBE

ET DE SES ABUS

Par le Dr BOISSARIE

Médecin de l'hôpital de Sarlat,
Ancien interne des hôpitaux de Paris,
Membre correspondant de la Société de médecine de Paris,
De la Société médicale d'observation,
Correspondant et lauréat de la Société de médecine et de chirurgie de Bordeaux,
Officier d'Académie.

Mémoire lu à la Société de chirurgie et publié dans les *Annales de Gynécologie*
Numéro de juin 1875.

PARIS

H. LAUWEREYNS, LIBRAIRE-ÉDITEUR

2, rue Casimir-Delavigne, 2

1875

DU

CÉPHALOTRIBE

ET DE SES ABUS

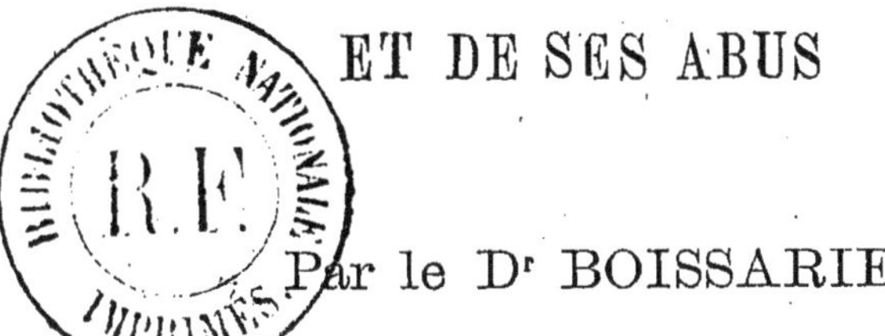

Par le Dr BOISSARIE

Médecin de l'hôpital de Sarlat,
Ancien interne des hôpitaux de Paris,
Membre correspondant de la Société de médecine de Paris,
De la Société médicale d'observation,
Correspondant et lauréat de la Société de médecine et de chirurgie de Bordeaux,
Officier d'Académie.

Mémoire lu à la Société de chirurgie et publié dans les *Annales de Gynécologie*.
Numéro de juin 1875.

PARIS
H. LAUWEREYNS, LIBRAIRE-ÉDITEUR
2, rue Casimir-Delavigne, 2

1875

La céphalotripsie, d'origine toute contemporaine, fut dès son début favorablement accueillie en France et en Allemagne. Ses perfectionnements, surtout dans ses dernières années, ont été rapides; elle tend à se substituer de plus en plus à l'opération césarienne, reléguée aujourd'hui parmi les opérations que l'absolue nécessité peut seule imposer. Nous n'avons pas l'intention d'étudier le parallèle des deux méthodes; c'est une question brûlante, mille fois traitée, et débattue par les hommes les plus éminents et résolue tour à tour dans les sens les plus divers.

Mais à côté des questions de doctrine se trouvent des questions pratiques d'une importance extrême.

En se vulgarisant, la céphalotripsie tend à sortir de ses limites naturelles. Ce n'est pas seulement à l'opération césarienne qu'elle se substitue, mais encore elle empiète sur le domaine du forceps; elle n'est pas réservée pour les rétrécissements avancés du bassin, mais même pour les cas de moyenne difficulté. De ce côté les conséquences sont graves.

En acceptant les statistiques publiées par les Anglais, nous devons admettre que sur mille céphalotripsies, quatre cents à peine sont pratiquées pour des rétrécissements du bassin. Les six cents autres sont-elles également justifiées? et sur ce nombre combien d'enfants vivants sont sacrifiés sans nécessité absolue. Il y a certainement là un grave sujetd'études.

Le céphalotribe n'est plus un instrument de réserve, c'est un second forceps que l'on emploie contre des difficultés parfois très-légères. C'est une arme dangereuse qui se trouve aujourd'hui entre les mains de tous les médecins. Cette arme ne peut rester en nos mains qu'à la condition d'être bien connue, bien utilisée.

En dehors de ses indications qui l'imposent, la céphalotripsie pratiquée à tort et sans nécessité devient un meurtre inutile sans excuse et sans justification possible.

Cette préoccupation des dangers et des abus du céphalotribe semble, depuis quelque temps, et à juste titre, éveiller la sollicitude des accouheurs.

On cherche par les tractions mécaniques non-seulement à rendre au forceps la place qui lui appartient, mais encore à étendre son action.

Le 17 juillet dernier, M. le Dr Pros, de la Rochelle, exposait, au cours de M. Pajot, ses idées sur cette nouvelle méthode. M. Guéniot lisait un travail sur le même sujet à la Société de chirurgie et concluait en disant : qu'une machine bien réglée, dont l'intensité variera au gré de l'accoucheur, pourra rendre d'incontestables services.

M. Pros, dans l'ardeur de ses convictions, ne craignait pas d'ajouter : « le céphalotribe est enfin battu en brèche; ce bar-« bare instrument n'aura plus sa raison d'être que dans les cas « exceptionnels. Lorsque le médecin de faible constitution, ou « seulement fatigué, trouvera entre ses mains le forceps impuis-« sant, il ne sera plus obligé de broyer la tête de l'enfant pour « sauver la mère. Puissent, dit-il, tous les broyeurs d'enfants « être remplacés, autant que possible, par les traiteurs obsté-« tricaux. »

Mais, en attendant que ces progrès s'accomplissent, que les praticiens acceptent cette révolution qui commence, adoptent ces procédés encore à l'étude ou en voie de perfectionnement, il importe de restreindre la céphalotripsie dans ses limites naturelles, de signaler ses inconvénients et ses dangers lorsqu'elle est appliquée mal à propos et sans indication suffisante. C'est le but principal de notre travail.

En dénonçant les empiètements du céphalotribe sur le forceps, nous avons voulu protester contre une pratique profondément regrettable, quoique ces abus ne soient point prémédités, ne soient la conséquence d'aucune théorie et soient plutôt le résultat de l'erreur ou de l'inexpérience, les conséquences n'en sont pas moins fâcheuses, et il importe hautement de les signaler.

DU CÉPHALOTRIBE

SES INCONVÉNIENTS ET SES DANGERS

Ce mémoire a été lu à la Société de chirurgie, et renvoyé à une commission composée de MM. Blot, de Saint-Germain, Guéniot, rapporteur,

---

Grâce à ses perfectionnements et à ses progrès, grâce surtout aux tendances et aux enseignements de l'école, la céphalotripsie a pénétré partout et a été adoptée dans la pratique générale. Destinée tout d'abord à remplacer l'opération césarienne, cette méthode ne devait être appliquée que dans le cas de rétrécissement du bassin; elle était placée comme un intermédiaire entre le forceps et la gastro-hystérotomie ; quand le forceps était absolument impuissant, elle devenait pour l'accoucheur une ressource précieuse et dispensait de soumettre la mère à une opération le plus souvent mortelle. Circonscrite dans ses limites naturelles, son utilité est incontestable. Mais depuis quelque temps : « son domaine déjà fort étendu ne cesse de s'agrandir et le seul écueil qui semble pouvoir la menacer, est un engouement exagéré qui la conduirait à abuser de sa propre puissance. » (Guéniot, Thèse de concours, 1866.)

Entre la céphalotripsie et l'opération césarienne les limites peuvent être indécises; on peut les fixer à 4 ou à 6 centimètres. Le danger sera plus apparent que réel, ou du moins l'on n'aura jamais en vue que des cas très-exceptionnels et qui peuvent ne jamais se présenter dans une pratique ordinaire ; mais qu'on renonce au forceps sans raison suffisante, après des tentatives incomplètes ; qu'on étende de ce côté sans nécessité absolue le domaine du céphalotribe, les conséquences sont d'une gravité exceptionnelle ; car on mutile inutilement l'enfant, et on le mutile non pas seulement dans les rétrécissements du bassin, c'est-à-dire dans des circonstances relativement rares, mais dans des circonstances qui peuvent se rencontrer chaque jour, mais pour des difficultés jugées à tort insurmontables et qui ne demandaient pas un si cruel sacrifice.

Que chez les primipares, en présence d'un travail long et pénible, avec une disproportion légère entre le volume de la tête et les diamètres du bassin, on abandonne le forceps sans lui demander tout ce qu'il est susceptible de donner pour recourir au céphalotribe, je dis qu'il y a, dans cette façon d'agir, un danger évident contre lequel il importe de se prémunir.

On ne saurait trouver la preuve de ces dangers ou de ces abus dans les observations publiées. Ces observations, en effet, ne se publient généralement pas. Le médecin, arrêté par un accouchement qui se prolonge au delà des limites habituelles, cherche avant tout une solution ; d'abord une solution heureuse par les moyens ordinaires ; mais s'il ne peut aboutir pour une cause ou pour une autre, si les battements du cœur de l'enfant ne s'entendent presque pas ; si le céphalotribe est sous la main, la tentation est irrésistible, l'enfant est mutilé, et l'accouchement terminé en quelques instants.

Nous avons été témoin de faits semblables. Nous avons vu des femmes qui après avoir subi la céphalotripsie à leur premier accouchement, ont eu ensuite plusieurs enfants venus dans d'excellentes conditions et sans le secours d'aucune intervention. Dans d'autres circonstances, appelé pour pratiquer la céphalotripsie, nous avons pu terminer l'accouchement par le forceps et amener vivants des enfants qui allaient être sacrifiés. Dans tous ces cas, on s'écartait évidemment de la règle que nous posions en commençant, et qui prescrit de réserver le céphalotribe pour les rétrécissements et les déformations du bassin, et en second lieu on ne savait pas demander au forceps tout ce qu'il pouvait donner. Ces obstacles que nous pouvons appeler de moyenne difficulté sont en effet presque tous du ressort du forceps, mais il faut donner aux tractions une force et une durée suffisantes.

Les abus que nous signalons nous paraissent surtout dangereux par la facilité et la fréquence avec lesquelles ils se produisent. Nous en retrouvons partout les traces, non-seulement en France, mais même en Angleterre. Tyler Smith nous apprend que, dans ce pays, sur 1,000 craniotomies, à peine 448 sont nécessitées par les rétrécissements du bassin. (Guéniot, Thèse de concours, 1866.)

On recourt à la perforation et à l'excision du crâne pour les coarctations simples de l'orifice vulvaire, alors même que la tête du fœtus est très-engagée et presque accessible à la vue.

Parmi nous, on reconnaît que la céphalotripsie est indiquée toutes les fois que, l'enfant étant mort, elle rend son extraction moins laborieuse. Elle est encore indiquée toutes les fois que, l'enfant étant vivant, son extraction est démontrée impossible par les voies génitales. Ces termes, qui paraissent si formels et si précis, deviennent souvent dans la pratique d'une interprétation difficile. La mort de l'enfant se présume peut-être aussi souvent qu'elle s'affirme, et le forceps peut paraître impuissant ou impraticable, alors qu'il ne l'est réellement pas. Ces incertitudes, qui se rencontrent chaque jour, sont franchement reconnues par les hommes les plus expérimentés. Aussi, après nous avoir tracé les règles qui doivent nous guider dans ces cas difficiles, ils ajoutent (Jacquemier, 6, 424 et passim) : la décision à prendre est si grave qu'il faut, pour laisser le moins de chances possible à une appréciation inexacte, réclamer, toutes les fois qu'on le peut, le concours d'hommes éclairés, afin qu'il nous reste, quel que soit le résultat, la conviction que le meilleur parti a été suivi.

Les faits que nous allons citer montreront combien il est important de restreindre les applications du céphalotribe.

Obs. I. — Au mois de juillet 1868, j'étais appelé auprès d'une jeune femme âgée de 19 ans, primipare, d'une taille au-dessous de la moyenne, et qui était en travail depuis deux jours. Une sage-femme et deux médecins avaient été déjà successivement appelés auprès d'elle. La tête de l'enfant était arrêtée au détroit supérieur, soit par son volume assez considérable, soit par le gonflement des parties molles, soit par un léger rétrécissement du bassin, soit plus probablement par toutes ces causes réunies. Les premiers médecins avaient appliqué le forceps à plusieurs reprises; leurs tentatives étaient restés sans résultat. Désespérant de pouvoir terminer l'accouchement par les moyens ordinaires, ils s'étaient décidés à pratiquer la perforation du crâne; mais, n'ayant pas de céphalotribe sous la main, la craniotomie n'avait pas rendu leurs effors plus heureux. A mon arrivée, je trouvai une malade exténuée de fatigue; les organes génitaux étaient contus, déchirés et extrêmement tuméfiés. Par la vulve s'échappaient des débris de substance cérébrale mêlés à une sanie-fétide; enfin, la tête de l'enfant présentait une surface remplie d'esquilles, d'arêtes vives qui blessaient les parties maternelles.

Il fallait terminer au plus vite l'accouchement si on voulait conserver à la mère quelques chances de vie. N'ayant pas de céphalotribe moi-même à ma disposition, le forceps devenait ma dernière et seule ressource, ressource incertaine cependant, puisqu'il était resté sans résultat jusqu'alors. Je fus assez heureux à la seconde tentative pour saisir exactement la tête, et par des tractions énergiques qui absorbaient toutes mes forces, je terminai l'accouchement. Trois heures après la délivrance une hémorrhagie secondaire faillit emporter la malade. J'employai vainement le seigle ergoté, les irrigations froides, la compression de l'aorte. Je ne pus arrêter la perte qu'en injectant dans l'utérus une solution de perchlorure de fer dans la proportion de 100 grammes pour 300 d'eau. Immédiatement après, le sang cesse de couler, le ventre se durcit, de gros caillots noirâtres sont expulsés, le pouls reparaît, et le malade retrouve peu à peu l'usage de ses sens.

Depuis cette époque, madame de Cl... a accouché trois fois et très-facilement d'enfants venus dans d'excellentes conditions.

Aussi, je n'hésite pas à croire que les difficultés du premier accouchement, qui pouvaient tenir à un défaut de proportion entre la tête de l'enfant et les diamètres du bassin, difficultés qui étaient encore augmentées par la longue durée du travail et le gonflement des parties molles, auraient pu être surmontées par le forceps avant la craniotomie aussi bien qu'après.

Les premiers médecins n'avaient certainement exercé que des tractions trop faibles sur le forceps, et ils me manifestèrent leur étonnement en me voyant épuiser toutes mes forces pour amener la tête à l'extérieur. En recourant sans nécessité absolue à la craniotomie, ils avaient fait une mutilation inutile, et ils étaient tombés dans cet écueil pour n'avoir pas osé demander au forceps tout ce qu'il pouvait leur donner.

La craniotomie avait pu sans doute faciliter la réduction de la tête. Joulin estime que la perforation du crâne et l'issue de la matière cérébrale diminuent dans une forte proportion la résistance, et que l'on peut avec la même somme de forces augmenter la réduction de 5 à 10 millimètres, sans danger pour la mère.

Mais ici une réduction considérable n'était pas nécessaire, puisque les trois accouchements qui ont suivi nous ont donné la preuve qu'il n'y avait pas de rétrécissement sensible du bassin. Entre les mains des premiers médecins le forceps était resté sans résultat, après comme avant la craniotomie, parce que dans les deux cas leurs tractions étaient restées insuffisantes.

Obs. II. — Au mois de juin 1873, un de mes confrères me faisait appeler pour pratiquer la céphalotripsie dans les conditions suivantes :

Une de ses clientes, la femme L..., primipare, âgée de 30 ans, de petite taille, était en travail depuis 24 heures et paraissait épuisée par les douleurs sans résultat. La poche des eaux était percée depuis 18 heures ; une sage-femme d'abord, le médecin ensuite avaient fait à diverses reprises, mais vainement, plusieurs applications de forceps : la tête restait toujours immobile au-dessus du détroit supérieur. Le médecin, esprit sage et dans la prudence duquel j'avais toute confiance, m'assura que l'enfant ne donnait plus signe de vie, et que la malade avait un rétrécissement considérable du bassin.

Sans contrôler ses affirmations que j'avais tout lieu de croire exactes, je perforai le crâne, et avec le céphalotribe, j'amenai facilement au dehors un enfant d'un volume moyen. Les suites de couches furent normales et la convalescence rapide. Nous recommandâmes instamment à cette femme et à son mari de nous avertir à temps si une nouvelle grossesse venait à se produire. Mais notre recommandation devait rester sans effet. Il y a deux mois environ je rencontrai notre femme avec un bel enfant qu'elle nourrissait elle-même ; elle me raconta qu'elle avait accouché très-rapidement et presque sans souffrances.

Qu'était devenu notre rétrécissement du bassin ? Sans doute, même avec les rétrécissements de 9 centimètres on a des accouchements spontanés (Dubois et Depaul). Mais nous ne pouvons raisonner avec des exceptions ; mon application de céphalotribe avait été d'ailleurs trop facile et trop simple pour ne pas m'inspirer quelques doutes. Je dois bien admettre que l'enfant était réellement mort quand j'ai perforé le crâne, mais il eût été plus prudent de recourir au forceps, et probablement ici, comme dans le cas précédent, le forceps nous eût dispensés d'une opération plus grave et de plus, incomplètement justifiée.

Obs. III. — Cet enseignement d'ailleurs ne devait pas être perdu pour moi. Il y a environ deux mois j'étais appelé vers sept heures du soir, auprès d'une malade en travail depuis la veille ; la poche des eaux s'était rompue dans le milieu de la nuit précédente. Cette femme, âgée de 25 ans, d'assez petite taille, avait eu deux ans auparavant un premier enfant venu vivant à la suite d'un accouchement naturel, mais un peu long. La dilatation était complète depuis le matin. Malgré la continuité et l'intensité des douleurs, la tête n'avançait pas. Une sage-femme et un médecin successivement appelés avaient appliqué le forceps à trois reprises différentes et n'avaient pu faire progresser la tête ; après un dernier essai aussi inutile que les précédents, les battements de cœur de l'enfant n'étant plus perceptibles, la céphalotripsie leur parut le seul moyen possible de terminer l'accouchement, et ils me firent demander pour les assister dans cette opération.

A mon arrivée, je trouvai une malade épuisée par de longues souffrances, mais ayant encore des douleurs fortes et répétées. La position était normale, le bassin bien conformé (nous en avions la preuve dans un accouchement antérieur) ; si on avait échoué jusque-là, c'est qu'on n'avait probablement pas employé des tractions assez énergiques.

Il me parut prudent de faire un nouvel essai de forceps. Après avoir saisi la tête entre les branches de l'instrument, je pratiquai sans secousses, mais en m'arcboutant avec le pied sur le bord du lit, des tractions qui absorbèrent toutes mes forces ; la tête resta d'abord immobile, mais bientôt commença à descendre, et quelques instants après l'accouchement était terminé.

Sous l'influence de frictions, l'enfant ne tarda pas à se ranimer, la respiration s'établit régulièrement. Cet enfant a vécu trois jours et est mort sans avoir voulu prendre le sein. Les suites de couches furent régulières, et la convalescence de la mère s'est terminée sans accidents.

Nous voyons par cet exemple combien il est difficile d'avoir la certitude que l'enfant a cessé de vivre.

Ici les battements du cœur ne s'entendaient plus, le travail avait été long et pénible, la poche des eaux était percée depuis longtemps ; on pouvait s'autoriser de ces données pour la décision à prendre et on était conduit de la sorte à sacrifier inutilement la vie de l'enfant.

Dans la séance du 3 décembre dernier de la Société médicale du département de la Dordogne, un de mes confrères rapportait succinctement l'observation suivante : Il avait été appelé quelques jours auparavant auprès d'une femme en travail depuis la veille. Un premier médecin arrivé avant lui avait constaté une présentation de la face et trouvé le front au centre du détroit supérieur. N'ayant pu terminer l'accouchement par le forceps, le médecin avait pratiqué la craniotomie et fait au niveau du front une large ouverture.

C'est dans ces conditions que notre confrère intervient à son tour et amène facilement avec le forceps un enfant vivant encore, respirant avec le crâne ouvert et dont l'agonie se prolonge pendant un quart d'heure : spectacle horrible s'il en fut et bien fait pour discréditer le céphalotribe. Cet inconvénient, dit M. Verrier, est arrivé à presque tous les accoucheurs qui s'occupent d'embryotomie. Mais on comprend, ajoute-t-il, que les praticiens auxquels pareille chose survient ne s'empressent pas de la publier ; ils achèvent en silence de détruire le reste de vie qui peut encore animer le fœtus.

Ces paroles montrent plus éloquemment que nous ne pourrions le faire que la céphalotripsie ne peut être légitimée que par une absolue nécessité et qu'en dehors de ces indications qui s'imposent, elle doit être unanimement rejetée.

Les observations que nous avons citées n'étaient pas justiciables de la céphalotripsie ; ces malades en effet ont eu par la suite des accouchements spontanés dans les meilleures conditions, et dans trois cas sur quatre, le forceps a pu suffire, alors qu'on voulait faire intervenir le céphalotribe ou qu'on avait déjà pratiqué la craniotomie.

Parfois, il est vrai, de singuliers exemples d'accouchements spontanés sont venus contredire les prévisions les plus fondées. Dans deux cas où MM. Dubois et Depaul avaient constaté de la manière la plus certaine, chez deux primipares, un retrécissement de 7 centimètres et avaient conseillé un accouchement prématuré artificiel, les deux femmes arrivèrent à terme, et dans les deux cas un accouchement spontané a donné tort aux savants accoucheurs.

Nous avons observé nous-même un exemple semblable et qui mérite d'être cité : il y a plusieurs années nous avions pratiqué l'opération césarienne sur une femme qui nous avait paru atteinte d'un rétrécissement que nous avions évalué à 6 centimètres ; l'opération avait eu un double résultat heureux pour la femme et pour l'enfant.

Il y a dix-huit mois, cette femme redevint enceinte, et nous dûmes lui proposer l'accouchement prématuré artificiel, mais elle refusa absolument toute intervention. Quel ne fut pas notre étonnement d'apprendre quelques temps après qu'elle avait accouché spontanément d'une enfant très-petite à la vérité, mais vivante et paraissant à terme. Cette malheureuse femme est morte, trois semaines après ses couches, d'épuisement et de faiblesse. Devons-nous conclure de ce fait que l'opération césarienne n'était pas indiquée et que le premier accouchement était du ressort du céphalotribe ?

En théorie cette conclusion serait légitime ; mais dans l'espèce et en présence du résultat obtenu, nous ne saurions avoir de regret. Car ici nous pouvons accepter pour principe que la fin justifie les moyens, l'opération césarienne sauve deux existences à la fois, et lorsqu'elle réussit, la céphalotripsie ne saurait lui être opposée ; la première opération faite en dehors de ses indications de rigueur peut se légitimer et se défendre par ses conséquences, tandis que la seconde, pratiquée à tort et sans nécessité, devient un meurtre inutile sans excuse et sans justification possible.

Sacrifiant la vie de l'enfant, elle ne sauve pas toujours à ce prix la vie de la mère ; nous en avons eu la preuve récemment dans un fait que nous allons résumer brièvement, quoiqu'il sorte un peu de l'objet de notre étude.

Je suis appelé le 15 mars auprès de la femme S. S..., âgée de 34 ans, primipare ; elle est en travail depuis trois jours, et malgré des douleurs vives et assez fréquentes, le col est encore fermé et la tête très-élevée ; j'entr'ouvre le col avec les doigts ; il est souple et dilatable, et j'arrive facilement à pouvoir y engager ma main. C'est dans ces conditions que je cherche à appliquer le forceps ; l'introduction des branches est rendue très-difficile par l'étroitesse du bassin ; l'espace est trop restreint pour permettre le passage de la main et des cuillers ; la seconde branche surtout ne peut être guidée que dans une faible partie de son parcours. Je parviens pourtant à saisir la tête ; j'articule le forceps à l'entrée de la vulve, mais lorsque je commence mes tractions, l'instrument lâche prise.

Je renouvelle quatre fois ces tentatives en variant autant que possible la manœuvre afin de saisir la tête. Je me trouve en présence d'un bassin de 73 à 75 millimètres. L'enfant est encore vivant; avant de recourir à la céphalotripsie, je veux essayer la version comme dernière ressource.

La manœuvre fut très-pénible, car j'eus une peine extrême à faire pénétrer la main et l'avant-bras au-dessus du détroit supérieur; je parvins cependant à saisir un pied, et je pus amener le tronc au dehors; mais toutes les tractions ne purent ébranler la tête, toujours retenue au-dessus du détroit supérieur. Au milieu de toutes ces manœuvres, l'enfant était mort, et je n'hésitai pas à perforer le crâne au niveau de la région occipitale, avec le céphalotribe je dégageai la tête et terminai l'accouchement. La mère mourut six jours après de métro-péritonite; cette affection était évidemment de cause locale et prenait sa source dans les contusions multiples que l'utérus avait dû subir au milieu de manœuvres pénibles et prolongées.

Avec l'opération césarienne nous eussions certainement sauvé l'enfant et probablement la mère, dans le milieu où nous exerçons. En voulant éviter l'opération césarienne et réserver la céphalotripsie pour la dernière limite, nous avons perdu et la mère et l'enfant. Nous n'insisterons pas sur le vice de cette situation pour ne pas rentrer dans une discussion générale qui nous entraînerait trop loin, et ne pas aborder le parallèle de ces deux méthodes. Nous avons hâte de rentrer dans notre sujet, que nous avons limité à l'étude des empiètements du céphalotribe sur le forceps. Ces empiètements et ces abus, devenus trop fréquents, préoccupaient sans doute les accoucheurs qui ont voulu étendre l'action du forceps par l'emploi de la force mécanique. Ils voulaient restreindre ainsi le champ du céphalotribe.

Mais l'expérience n'a pas complètement confirmé les espérances conçues; sous prétexte d'appliquer le forceps, on est arrivé souvent à faire de véritables céphalotripsies et à retomber ainsi dans l'écueil qu'on voulait éviter. Les tractions mécaniques compromettent par leur pression progressive et prolongée la vie de l'enfant. Ces appareils, d'ailleurs, ne sont pas entrés dans la pratique générale et ne peuvent remédier aux abus que nous signalons.

Pour tirer des faits que nous venons de citer une conclusion, un enseignement pratique, nous n'avons qu'à nous rappeler la discussion qui eut lieu en 1872, à l'Académie de médecine, sur le seigle ergoté.

Tous les orateurs furent unamines à reconnaître les accidents graves que son usage pouvait entraîner. Cette pensée même devint tellement prédominante chez quelques-uns, qu'ils n'hésitèrent pas à déclarer que les avantages que présente son administration ne peuvent contrebalancer les dangers qu'il peut entraîner, et qu'il y avait lieu de laisser toute leur rigueur aux termes de la loi existante. Cette opinion était évidemment trop absolue pour être acceptée. M. Poggiale d'abord, M. Depaul ensuite, insistèrent sur la nécessité de déterminer avec soin ses indications et contre-indications.

« Mal administré, en effet, disait M. Depaul, le seigle ergoté « peut occasionner des accidents, mais ce reproche, on pourrait « aussi bien l'adresser aux autres moyens employés, qui, « appliqués mal à propos, deviennent un danger. Je crois donc « qu'on a été trop sévère pour le seigle ergoté ; au lieu de « revenir sans cesse sur les inconvénients ou les dangers de « son emploi, il eût mieux valu montrer que ces dangers « tenaient surtout à ce qu'on ne savait pas s'en servir; insister « sur la nécessité de donner aux sages-femmes une instruction « plus complète et plus solide. Voilà où est le vice. »

Nous n'appliquerons pas aux médecins les reproches ou les souhaits contenus dans ces dernières paroles, mais nous pouvons certainement et avec plus de raison appliquer ces réserves à l'usage du céphalotribe.

Peut-on penser sans frémir, qu'en acceptant pour moyenne les proportions que nous donnent les Anglais (et peut-être allons-nous au delà, car, je le répète, ces observations ne se publient pas), sur 1,000 céphalotripsies, 400 à peine sont pratiquées pour les rétrécissements du bassin !

Les 600 autres sont-elles également justifiées? et sur ce nombre combien d'enfants vivants sont sacrifiés et cela sans nécessité absolue ! Il y a certainement là un grave sujet d'études. Il est temps de ne plus poursuivre l'antagonisme de l'opération césarienne et de la céphalotripsie ; l'opération césarienne, bien abandonnée aujourd'hui, ne fait plus de victimes et est restreinte dans ses plus étroites limites, tandis que la céphalotripsie, trop exaltée peut-être, est une arme dangereuse qui se trouve entre les mains de tous les médecins. Cette arme ne peut rester dans nos mains qu'à la condition d'être bien connue et bien utilisée. Que ses indications soient encore plus nettement tracées, si c'est possible, et surtout apprenons à nous servir du forceps ordinaire, qui réussit presque toujours à amener un enfant vivant sans faire le plus léger mal à la mère, à la condition qu'il soit bien appliqué, que sa manœuvre soit bien comprise et sûrement exécutée. Sachons enfin que, si le plus souvent l'instrument doit être manié avec adresse plutôt qu'avec force, il est des cas où il faut déployer une certaine vigueur, où ce n'est qu'après des efforts réitérés et soutenus qu'on voit la tête du fœtus franchir le point rétréci.

RAPPORT DE M. GUÉNIOT

Lu à la Société de chirurgie.

(*Séance du 2 juin* 1875.)

Messieurs,

Il y a neuf ans à pareille époque, dans un parallèle entre l'opération césarienne et la céphalotripsie, votre rapporteur disait de cette dernière : « Son domaine, déjà fort étendu, n'a cessé de s'aggrandir encore, et le seul écueil qui semble pouvoir la menacer est un engoûment exagéré qui la conduirait à abuser de sa propre puissance. » Cette phrase, reproduite par M. Boissarie, pourrait en quelque sorte servir d'épigraphe au mémoire dont je viens vous rendre compte, au nom d'une commission composée de MM. Blot, de Saint-Germain et Guéniot, rapporteur.

L'auteur, qui pratique dans une région importante de la province, a été frappé, comme je l'avais été moi-même, de l'abus que l'on fait trop fréquemment du céphalotribe. Cet instrument de nos jours assez répandu, n'est plus en effet, dans nombre de cas, un instrument de réserve ; c'est un second forceps, que l'on emploie contre des difficultés parfois très-légères et à l'aide duquel on sacrifie l'existence de beaucoup d'enfants. Méconnaissant les règles d'une bonne manœuvre du forceps, on ne sait pas tirer de ce précieux instrument tous les avantages qu'il est susceptible de donner. Alors, après en avoir fait coup sur coup, et sans succès plusieurs applications incorrectes, on se persuade que l'accouchement est impossible par les moyens ordinaires ; puis on se décide à perforer le crâne de l'enfant.

Certes, personne ne constestera que ce ne soit là une pratique profondément regrettable. Sa réalité, cependant, est telle que je viens de l'exposer. Combien de fois déjà n'avons nous pas été mandé pour terminer par la céphalotripsie, des accouchements dont la prétendue difficulté résidait, pensait-on, dans un rétrécissement du bassin ! rétrécissement bien imaginaire, car il suffisait d'une simple application de forceps pour amener avec facilité l'enfant au dehors. L'insuccès des premières tentatives ne reconnaissait évidemment d'autre cause que l'inexpérience de l'opérateur. Heureux encore quand une sage prudence avait inspiré, à temps, l'idée de réclamer du secours ! Dans d'autres cas, il existait bien réellement un obstacle à l'extraction, mais un de ces obstacles que l'on peut vaincre à l'aide du forceps, pourvu que les tractions soient bien dirigées, soutenues et plus ou moins énergiques.

Comme base de son travail, M. Boissarie relate quatre exemples de ce genre ; j'aurai bientôt à vous les faire connaître par une brève analyse.

Vous le voyez, messieurs, le sujet du mémoire est bien déterminé: il s'agit des empiètements du céphalotribe sur le domaine du forceps. Sans doute, ces empiètements ne sont point prémédités; ils sont le résultat de l'erreur et de l'inexpérience, bien plutôt que la conséquence d'une théorie que l'on voudrait appliquer. Mais une telle pratique n'en est pas moins chose fâcheuse, et il importe, à mon avis, qu'elle soit hautement signalée, afin que les intéressés se mettent en état de la modifier.

Le premier fait que rapporte M. Boissarie est relatif à une jeune primipare de 19 ans, qui était en travail depuis deux jours. La tête du fœtus se trouvait arrêtée au détroit supérieur, « soit par son volume, soit par le gonflement des parties molles, soit par un léger rétrécissement du bassin, soit plus probablement, dit le narrateur par toutes ces causes réunies. » Un médecin assisté d'une sage-femme avait déjà tenté sans résultat plusieurs applications de forceps ; puis, désespérant de conduire l'accouchement à bonne fin, il s'était décidé à perforer le crâne. Mais cette mutilation n'avait pas rendu, entre ses mains, l'emploi du forceps plus fructueux, et c'est alors que, dépourvu de céphalotribe, il avait fait mander du secours. A son arrivée, M. Boissarie, n'ayant lui-même à sa disposition qu'un forceps, dut recourir à cet instrument. Dès la seconde application, et grâce à des efforts énergiques qui étonnèrent le premier confrère, il parvint à effectuer l'extraction d'un enfant assez volumineux. La mère fut prise, trois heure après d'une hémorrhagie très-grave ; néanmoins elle se rétablit assez promptement et, depuis lors, elle est accouchée trois fois avec une grande facilité.

La troisième observation concerne une femme de 25 ans, enceinte pour la 2e fois et qui était en travail depuis la veille, Quoique la dilatation fût complète depuis plusieurs heures, l'intensité soutenue des contractions utérines n'était point parvenue à faire progresser la tête du fœtus. Quatre applications de forceps ayant été successivement tentées sans résultat, les bruits du cœur cessèrent bientôt d'être perçus et la céphalotripsie fut dès lors décidée. On appela M. Boissarie pour la pratiquer. Mais, jugeant que l'insuccès des premiers opérateurs devait dépendre de la faiblesse de leurs tractions, notre confrère voulut faire une nouvelle expérience avec le forceps. Alors, s'arc-boutant avec le pied contre le bord du lit, il employa toutes ses forces à tirer ; la tête resta d'abord immobile, puis bientôt elle commença à descendre, et quelques instants après, l'accouchement était terminé. L'enfant, né vivant succomba au bout de trois jours sans avoir voulu prendre le sein. Quant à la mère, elle se rétablit sans aucun accident.

Enfin, le quatrième cas est emprunté à une communication faite à la Société médicale de la Dordogne (séance du 3 décembre 1874), par un médecin du département. Ce confrère avait été récemment appelé près d'une femme en travail depuis la veille. Un premier médecin venu avant lui, avait constaté que l'enfant se présentait par la face et que le front correspondait au centre du détroit supérieur. N'ayant pu terminer l'accouchement par le forceps, ce même confrère avait pratiqué sur le front une large perforation. C'est dans ces conditions que le médecin consultant (narrateur du fait), intervenant à son tour avec le forceps, parvint à extraire sans aucune difficulté un enfant qui vivait encore. Celui-ci, malgré la mutilation qu'il avait subie, prolongea son agonie pendant un quart d'heure.

Tels sont, messieurs, les faits que M. Boissarie apporte à l'appui de la thèse énoncée plus haut. Pour un sujet si grave, on peut trouver que le corps de preuves est assez modeste ; néanmoins, tel qu'il est, il me paraît offrir une réelle valeur. Ce sont bien là, en effet, des observations photographiées sur nature, et qui reproduisent les indécisions, les lacunes et les erreurs d'une pratique obstétricale mal affermie. Quoique l'on ne puisse rigoureusement conclure, avec l'auteur du mémoire, que le bassin de telle ou telle femme n'est pas vicié du moment qu'elle a pu accoucher spontanément avec facilité, cependant on ne saurait nier que le plus souvent cette prévision se trouve partement fondée. A ce poit de vue, l'intervention du céphalotribe ou, plus exactement, de la crâniotomie était donc, dans les cas relatés, chose bien inopportune ; et l'on peut dire qu'elle a été réellement abusive chez les femmes des 2e et 4e observations.

Enfin, permettez-moi de vous signaler en passant deux points qui, pour être secondaires, n'en présentent pas moins une grande importance.

C'est d'abord l'emploi des tractions énergiques et soutenues, à l'aide desquelles M. Boissarie parvint, deux fois, à effectuer avec le forceps l'extraction de l'enfant ; et cela, sans que la mère en éprouvât des suites compliquées.

C'est, en second lieu, le fait de la non-perception des bruits cardiaques du fœtus, alors cependant que celui-ci n'a pas cessé de vivre. La troisième observation du mémoire offre un exemple de ce genre.

On croyait l'enfant mort ; son cœur paraissait avoir cessé de battre, et l'application du forceps le fit naître vivant ! De telles erreurs ne sont pas très-rares : mais on semble ignorer qu'il en est ainsi. Pour ma part, je puis en citer, parmi plusieurs, un cas bien remarquable :

Il y a quelques années, sur l'invitation de notre collègue, M. Tarnier, nous nous trouvions réunis en certain nombre à la Maternité, pour une opération césarienne qui devait être pratiquée sur une femme rachitique. MM. Depaul, Blot et de Saint-Germain, qui étaient présents, se rappelleront peut être ce que je vais dire. Avant de procéder à l'opération, on voulut s'assurer à nouveau de l'état de vie de l'enfant ; mais il fut impossible de retrouver les bruits qui, la veille encore, avaient été nettement perçus. L'exploration fut répétée à diverses reprises et par des personnes compétentes : toutes ne constatèrent que le silence. On crut, dès lors, que l'enfant était mort, et l'idée vint de se reporter vers la céphalotripsie. On discuta les chances de succès que pouvait donner cette opération ; mais l'extrême rétrécissement du bassin ne permettant d'autre intervention que la section césarienne, celle-ci fut, en définitive, mise à exécution. Quelles ne furent pas notre surprise et notre satisfaction à tous, quand, à peine sorti de ses enveloppes, l'enfant se mit à crier avec vigueur ! Sa vitalité, comme son développement, ne laissait, en effet, rien à désirer.

Messieurs, le mémoire de M. Boissarie ne se compose pas seulement d'observations cliniques. Outre les réflexions dont celles-ci sont accompagnées et qui généralement m'ont paru judicieuses, ce travail renferme encore l'indication du remède qu'il conviendrait d'opposer aux abus signalés. Sur ce point particulièrement délicat, l'auteur a su dire avec finesse tout ce qu'il voulait dire. Rappelant, en quelques mots, l'abus souvent dénoncé que font de l'ergot de seigle la plupart des sages-femmes, il cite un passage du discours de M. Depaul sur cette question et, de même que notre éminent collègue conclut en disant : « Plutôt que de proscrire l'emploi de l'ergot, il serait préférable d'insister sur la nécessité de donner aux sages-femmes une instruction plus complète et plus solide ; » de même, notre confrère de Sarlat laisse discrètement comprendre qu'on devrait exiger des jeunes médecins une connaissance plus approfondie de la manœuvre du forceps, en même temps qu'une circonscription plus grande dans l'emploi du céphalotribe. Pour ma part, j'accepte pleinement cette déduction, que je considère comme parfaitement justifiée. Sans doute, la Société de chirurgie n'a pas à intervenir activement en cette matière ; mais, grâce à la haute autorité dont elle jouit, elle peut, du moins moralement, exercer une heureuse influence sur la réalisation d'une telle réforme.

M. Boissarie remarque avec raison que généralement on ne publie pas les faits malheureux de la pratique. C'est, en effet, chose délicate de confesser des erreurs comme celles que nous ont révélées les observations de son mémoire ; et, d'une autre part, les relations confraternelles ne permettent guère à celui qui les a redressées d'en livrer le secret au public. Nous devons donc savoir gré à notre confrère d'avoir choisi un tel sujet pour texte de son travail; d'autant qu'il a su le traiter avec convenance et sans faire aucune allusion qui puisse compromettre la réputation des confrères intéressés.

En conséquence, j'ai l'honneur de vous proposer : 1° d'adresser des remercîments à l'auteur pour son utile communication : 2° de déposer provisoirement son travail dans nos archives, en attendant sa publication prochaine dans un recueil médical; 3° enfin, d'inscrire à l'actif de M. Boissarie ce nouveau titre à nos suffrages pour les élections futures de membres correspondants.

Ces propositions sont votées par la Société.

Paris. — Typ. A. PARENT rue Monsieur-le-Prince, 29 et 31.

www.ingramcontent.com/pod-product-compliance
Ingram Content Group UK Ltd.
Pitfield, Milton Keynes, MK11 3LW, UK
UKHW022148260726
13993UKWH00005B/2225